AF468438

MÉMOIRE

SUR LE

TRAITEMENT DU VRAI CHOLÉRA-MORBUS

A L'USAGE DES MÉDECINS

ET DES GENS DU MONDE,

PRÉCÉDÉ PAR

L'EXPOSITION DES PRÉSERVATIFS

CONTRE CETTE MALADIE,

PAR LE DOCTEUR J. RUCCO,

De l'Université royale de Naples; du Collége royal des Médecins de Londres; du Collége médical de Baltimore, en Amérique; Médecin autorisé par l'ex-Roi des Français, et par S. M. le Roi des Belges à exercer en France et dans tout le royaume de Belgique; ancien Professeur d'Anatomie et de Physiologie comparées au Collége royal de Médecine et de Chirurgie de Naples; Membre de l'Institut royal d'encouragement de cette ville; Membre ordinaire de la Société médicale de Westminster, de la Société royale de Jenner, à Londres, et de l'Académie italienne des Sciences, Lettres et Arts; Membre correspondant de la Société médicale de Livourne; de la Société celtique de France, de la Société des Sciences médicales et naturelles de Bruxelles, de l'Académie des Sciences naturelles, et de la Société médicale de Philadelphie; Auteur de divers ouvrages de médecine, etc. (*Voyez* la dernière page.)

PARIS.

CHEZ J.-B. BAILLIÈRE, LIBRAIRE DE L'ACADÉMIE NATIONALE DE MÉDECINE, RUE DE L'ÉCOLE DE MÉDECINE, 17.

CHEZ TRUCHY, LIBRAIRE, BOULEVART DES ITALIENS, 18;

ET CHEZ L'AUTEUR, RUE DE CLICHY, 86.

1849.

MÉMOIRE

SUR LE

TRAITEMENT DU VRAI CHOLÉRA-MORBUS

A L'USAGE DES MÉDECINS

ET DES GENS DU MONDE,

PRÉCÉDÉ PAR

L'EXPOSITION DES PRÉSERVATIFS

CONTRE CETTE MALADIE,

PAR LE DOCTEUR J. RUCCO,

De l'Université royale de Naples; du Collége royal des Médecins de Londres; du Collége médical de Baltimore, en Amérique; Médecin autorisé par l'ex-Roi des Français, et par S. M. le Roi des Belges à exercer en France et dans tout le royaume de Belgique; ancien Professeur d'Anatomie et de Physiologie comparées au Collége royal de Médecine et de Chirurgie de Naples; Membre de l'Institut royal d'encouragement de cette ville; Membre ordinaire de la Société médicale de Westminster, de la Société royale de Jenner, à Londres, et de l'Académie italienne des Sciences, Lettres et Arts; Membre correspondant de la Société médicale de Livourne; de la Société celtique de France, de la Société des Sciences médicales et naturelles de Bruxelles, de l'Académie des Sciences naturelles, et de la Société médicale de Philadelphie; Auteur de divers ouvrages de médecine, etc. (*Voyez* la dernière page.)

PARIS.

CHEZ J.-B. BAILLIÈRE, LIBRAIRE DE L'ACADÉMIE NATIONALE DE MÉDECINE, RUE DE L'ÉCOLE DE MÉDECINE, 17.

CHEZ TRUCHY, LIBRAIRE, BOULEVART DES ITALIENS, 18;

ET CHEZ L'AUTEUR, RUE DE CLICHY, 86.

1849.

« *Non fingendum aut excogitandum, sed inveniendum quid » natura faciat aut ferat.* » Il est important de suivre la marche de la nature, et de ne jamais se laisser égarer par les illusions ou tout autre écart de l'imagination.

BACON, *de Verulam.*

Il s'agit de calmer, une fois pour toutes, les tourments de l'esprit et la frayeur des peuples, par l'emploi utile et certain des moyens que prescrit la médecine rationnelle, dans la vue de se préserver du choléra épidémique et pour s'en délivrer dans les cas d'invasion.

MÉMOIRE

SUR LE

TRAITEMENT A SUIVRE

CONTRE LE VRAI CHOLÉRA-MORBUS.

ARTICLE PREMIER.

Considérations préliminaires.

La recherche des préservatifs du choléra-morbus asiatique était un besoin pressant pour notre époque. Le savant docteur Piorry l'a déjà exprimé, le 17 octobre 1848, au sein de l'Académie de médecine de Paris, en termes remarquables : « *Il est certain*, disait-il, *que nous ne connaissons point encore les causes premières, le poison du choléra; mais s'ensuit-il qu'on ne puisse rien faire pour le prévenir?* Cet appel a été entendu, et maintenant nous avons ce secours de l'art tant désiré. A l'instar du vaccin que l'on sait être le préservatif héroïque de la petite vérole ; à l'instar de la belladone qui est celui de la fièvre scarlatine érysipélateuse, etc., de même l'ellébore blanc, *veratrum album*, est, ainsi qu'on va en acquérir la certitude, le véritable moyen de se préserver du vrai choléra-morbus épidémique.

Il ne faut point cependant assurer positivement la certitude de ces faits; en réalité il n'existe point dans la nature de préservatifs absolus, c'est-à-dire qui soient à l'abri de l'influence malfaisante des causes secondaires, tant externes ou accidentelles, que internes ou organiques. En effet, le vaccin, comme nous venons de le dire et comme nous l'ont appris les médecins observateurs les plus habiles, le vaccin, dis-je, est un moyen pour s'abriter contre l'invasion de la petite vérole ; mais pour obtenir ce résultat avec certitude, il ne suffit pas toujours de vacciner une seule fois les enfants que l'on veut en préserver, car on a souvent remarqué qu'ils pouvaient être atteints de nouveau de cette maladie à la première occasion favorable qui se présente : de là la nécessité bien reconnue que pour obtenir, dis-je, un résultat absolu, positif, il faut vacciner deux et non rarement trois fois le même sujet.

On peut en dire tout autant du *veratrum album*, puisque l'action de ce préservatif du choléra-morbus est également subordonné à l'influence des causes secondaires internes ou externes. Il faut d'abord observer que le *veratrum album* ne peut pas étendre sa puissance au-delà des limites bornées par la dose exiguë ou infinitésimale à laquelle on doit l'administrer homœopathiquement, et puis, n'y a-t-il pas même une foule de causes qui peuvent atténuer son action, en même temps qu'elles viennent troubler l'ordre des fonctions vitales?

Ainsi, par exemple, l'intensité du degré de chaleur atmosphérique peut élever, pour parler allégoriquement, la force du miasme cholérique, comme cela a lieu sur le levain de la pâte ; tandis que, d'un autre côté, la haute température de l'air atmosphérique contribue à énerver les forces de l'organisme humain, et nuire à l'action du préservatif; en troisième lieu, la chaleur excessive agit spécialement sur le foie, organe qui, dans l'état d'excitation, ne peut qu'accélérer l'exercice de sa fonction, c est-à-dire qu'il y a alors cette affluence de bile à laquelle Celse attribuait la présence du choléra. Enfin, un violent exercice du corps, durant une forte chaleur, produit naturellement une transpiration démesurée qui peut être arrêtée, supprimée d'un moment à l'autre par l'usage des boissons froides ou par toute autre cause. La suppression de la transpiration souvent donne naissance à une forte diarrhée ; ce qui fit dire à Trallian que le choléra n'était autre qu'un débordement d'humeurs provenant des intestins. Ce qu'il y a de certain, c'est que la diarrhée favorise l'explosion du miasme cholérique au détriment de l'organisme et du pouvoir de l'ellébore blanc ou *veratrum album*.

La cause qui détermine, pour ainsi dire, plus vivement encore l'énergie du miasme cholérique aux dépens des forces de l'organisme et du pouvoir du préservatif, c'est, d'abord l'usage des aliments de difficile digestion, surtout des fruits verts ou de goût âpres, qui affectent l'estomac et les instestins, troublent la marche de leurs fonctions, d'où résulte bien souvent la diarrhée, qui est à éviter sous tous les rapports, en ce qu'elle donne, comme nous disions, plus d'énergie au miasme cholérique, dans le même temps qu'elle appauvrit les forces de l'organisme et détruit en grande partie l'action du préservatif.

Une autre cause plus funeste encore que les autres est dans l'abus des liqueurs spiritueuses, dont l'action élève visiblement la puissance du miasme cholérique. Il paraît évident que les effets de l'ivresse se lient étroitement à ceux du choléra épidémique. De fait, de savants médecins de diverses nations ont remarqué que les ivrognes sont attaqués de préférence et qu'ils succombent à la violence du choléra dans le court espace de quelques heures.

Examinons maintenant quelle est l'action plus ou moins directe ou rapide des causes internes, je veux parler des grandes émotions de l'âme, telles que la tristesse, la peur, la frayeur, la colère, etc. ; elles troublent l'ordre des sensations, elles donnent un plus facile accès au choléra, comme leur violence affaiblit à la fois la puissance du préservatif et les forces organiques de l'homme le plus fort.

Au milieu de ce conflit de causes internes et de causes externes, il ne serait point possible d'obtenir de l'usage du *veratrum album*, tout l'effet qu'on est en droit d'en attendre. *Cependant, il convient d'avouer hautement un fait acquis à l'entière connaissance des praticiens expérimentés, c'est que, après l'inoculation du vaccin et après l'usage de l'ellébore blanc, la petite vérole et le choléra épidémique ont perdu beaucoup de leur gravité ordinaire*. Ce fait est le résultat d'une longue et sage observation de l'un et l'autre phénomène ; il assure à tout jamais la certitude de l'utilité du vaccin contre la petite vérole et du *veratrum album* contre le choléra.

Il faut d'ailleurs convenir que si les moyens préservatifs que nous venons de citer, sont encore enveloppés de mystère à nos yeux comme à notre raison, il est évident que leur action se rapporte à la loi des semblables, puisque, en effet, le vaccin produit chez l'homme dans l'état le plus complet de santé une maladie artificielle semblable à la petite vérole, comme le *veratrum album* détermine aussi chez l'homme sain une maladie artificielle qui ressemble également à celle du choléra. De savants auteurs, tels que Forest, Lentillo, Reimann, Gesner, Bergius, Greding et divers autres attestent, sans détour, que l'ellébore blanc administré à l'homme sain, dans une proportion allopathique, ou si l'on veut à la dose ordinaire de l'ancienne médecine pratique, provoque des nausées, des vomissements, des selles sanguinolentes, ou bilieuses, ou aqueuses, des crampes, des douleurs d'estomac, des coliques, des contractions et d'autres effets qui ressemblent aux symptômes du vrai choléra épidémique (1).

Peut-il, maintenant, être raisonnablement permis de nier que le *veratrum album*, dans les limites indiquées, soit le remède unique, le seul préservatif du choléra épidémique, parce qu'il n'est pas possible de pénétrer le secret de la loi des semblables, ou parce que le principe éternel de cette loi se dérobe à notre intelligence et qu'il met en défaut les ressources de notre raison? Nous ne le croyons point, et tout homme sensé en dira tout autant que nous, puisqu'il est hors de doute que le vaccin

---

(1) Voyez Hahnemann, *Organon de l'art de guérir*, page 57. — Rucco, *Esprit de la médecine*, etc., pag. 161. — Et Hooper, *Medical Dictionary*, pag. 1265.

est le préservatif de la petite vérole, comme elle est désormais acquise la vertu préservative du *veratrum album* contre le venin du choléra-morbus. Cette double propriété émane de la même source, c'est-à-dire de la loi des semblables, loi infaillible, loi invariable, toujours identique à elle-même, comme la nature qui l'a produite et qui, sans exception d'âge, de pays et de rang, en a fait don aux habitants de la terre.

Disons le avec assurance, l'usage du *veratrum album* a constamment répondu à notre attente, durant la présence du choléra qui sévit si cruellement en 1837, sur la ville de Marseille (1). Tous les individus malades à qui nous avons administré l'ellébore blanc, n'ont point été, par ce fait seul,

---

(1) Voici à ce sujet, la lettre que nous écrivit le secrétaire général de la Société royale de Médecine de Marseille, le 3 août 1837 :

MONSIEUR ET HONORÉ CONFRÈRE,

J'ai l'honneur de vous prévenir que la Société royale des médecins entendra, samedi prochain, 5 août, la lecture de votre *mémoire sur les moyens préservatifs du choléra*. Veuillez en conséquence avoir la bonté de vous rendre rue des Beaux-Arts, n° 3, à 11 heures du matin.

Recevez, Monsieur, je vous prie, l'assurance de la parfaite considération de votre dévoué confrère.

Signé : GIRARD, D. M.

atteints par la violence ou la gravité du choléra, comme aussi le plus grand nombre en ont positivement été préservés du moment qu'ils ont suivi nos conseils et adopté notre méthode.

ARTICLE DEUXIÈME.

Manière de prendre ou d'administrer le *Veratrum album*, pour se préserver du choléra-morbus.

Le matin à jeun, et tous les trois jours, placez sur la langue un globule homœopathique d'ellébore blanc, *veratrum album*, et commencez l'usage de ce remède aussitôt que le miasme cholérique se manifeste dans l'atmosphère, par des attaques plus ou moins multipliées; vous cesserez cette médication dès que le miasme cessera de produire ses effets ou disparaîtra de l'atmosphère. Bien entendu que, durant l'emploi du remède, vous suivrez strictement le régime homœopathique ci-après indiqué, dans la vue de ne point neutraliser ou détruire l'action préservative du *veratrum album* ; vous éviterez en même temps tout ce qui pourrait augmenter directement ou indirectement la force du miasme cholérique.

Après avoir pris, comme nous venons de le dire,

le globule en question, il ne faut point boire, au moins pendant l'espace de trois heures, ni cracher durant une bonne demi-heure. Il est seulement permis de prendre, comme nous disions, trois heures après, une tasse de lait chaud, médiocrement sucré, ou bien un bol de bouillon pur, sans mélange d'aucune sorte de légumes; deux heures après on peut manger si le besoin s'en fait sentir.

Les soupes au pain, au riz, au vermicelle, ou préparées avec de petites pâtes d'Italie, dans lesquelles il n'est pas entré de safran, sont recommandées, ainsi que les bouillons de bœuf, de mouton ou de grosse volaille, mais toujours sans mélange de légumes ou tout autre ingrédient. Il faut éviter la chair de porc, celle d'oie, de canard ou de veau, et de temps en temps les remplacer par des merlans, des truites, des carpes, des brochets; mais surtout faire grande attention qu'ils soient assaisonnés avec du beurre bien frais, et jamais avec de l'huile ou du vinaigre.

Le chocolat sans vanille et sans cannelle, mêlé avec du lait et du sucre, n'est point défendu. L'on peut faire usage de quelques œufs pondus nouvellement avec du beurre frais. Ne pas recourir aux œufs durs. Evitez avec soin les acides, les aromates, ainsi que le thé, le café, l'eau-de-vie et toutes les liqueurs fortes, le vin pur, la bière, etc. A table, pendant le repas, buvez de l'eau sucrée, ou bien de l'eau panée ou d'orge perlé, additionnée d'un peu de sucre ; l'eau rougie avec un dixième de vin est ordonnée aux estomacs qui ne pourraient digérer en recourant à l'eau pure.

Autant que possible, évitez toutes les odeurs, même les plus simples, quelque agréables qu'elles soient ; il en est de même des remèdes internes ou externes, préconisés par la médecine pratique ordinaire. Fumer est contraire à l'action des médicaments homœopathiques, et par conséquent à celle du *veratrum album*. On peut seulement priser du gros tabac, lorsqu'on est habitué à son usage. Pour dessert, après le dîner, les compotes qui ne sont ni acidules ni aromatisées, sont permises. On se nettoie les dents avec de l'eau chaude légèrement sucrée ; un exercice modéré est très utile. Enfin, il est très important de se modérer dans les plaisirs des sens, et d'éviter tout sujet d'émotion, que sollicitent habituellement la lecture des romans, des tragédies, et les livres susceptibles de surexciter l'imagination ou d'attrister l'âme. La frayeur, la colère, la peur, les chagrins violents, les idées funestes qu'enfantent les jeux de hasard, les ressentiments, etc., etc., donnent accès au miasme cholérique, en même temps qu'ils affaiblissent l'action du préservatif ou du *veratrum album*.

TROISIÈME ARTICLE.

Traitement homœopathique du choléra-morbus épidémique recommandé aux médecins aussi bien qu'aux gens du monde.

La raison du traitement homœopathique du choléra, mis à la portée de tout le monde, est dans l'exposition naïve des observations recueillies au lit des malades, par les médecins les plus expérimentés et les plus consciencieux. Seulement, pour rassurer les esprits peu crédules, ou bien ceux qui sont trop faciles à céder aux préjugés du vulgaire, nous allons chercher à instruire les membres de l'humaine famille, en leur apprenant à se soigner les uns les autres, au moment où l'épidémie cholérique fait invasion.

Nous leur dirons, d'abord, que le choléra peut se répandre, comme il arrive trop souvent, avec une effrayante rapidité ; il suit aussi sa triste marche avec vitesse, et non rarement enlève, dans le court espace de six à huit heures, une foule de victimes. La perte du temps est donc fatale, et négliger les moyens que la science nous indique serait donc un véritable oubli de ses devoirs sacrés. Nous leur dirons, en second lieu, qu'il est bon de remarquer que le vrai choléra asiatique ne varie pas dans ses symptômes et dans sa marche, comme le choléra sporadique ou indigène, selon les causes diverses qui lui donnent naissance. Le choléra asiatique résulte constamment du même miasme, ou principe morbifique, et il est toujours semblable à lui-même. D'après ce qui précède, il est évident que l'on aurait le plus grand tort de nier, ou seulement de repousser la justesse du traitement homœopathique mutuel du vrai choléra-morbus, autant pour s'abriter contre ses atteintes, que pour le combattre avec certitude au moment de son invasion. L'expérience et les progrès de notre siècle proclament son efficacité ; l'humanité nous fait un devoir de le soutenir, d'autant plus que la méthode à suivre pour atteindre le but désiré est, comme on le voit, fort simple, précise et à la portée de toutes les intelligences et de toutes les facultés.

Il y aurait donc, je le répète, plus que de l'absurdité à refuser le don précieux que nous fait la nouvelle science médicale ; il y aurait entêtement, je dirai plus, il y aurait oubli de nos plus chers intérêts ; ce qui ne peut point être, surtout depuis que l'on a vu s'écrouler le vieil édifice de l'ancienne médecine pratique, depuis que ses utopies sont démasquées et que l'état actuel des bons esprits nous empêche de demeurer stationnaires. En suivant attentivement les malades cholériques au lit de leurs souffrances, on acquiert la certitude que les médecins, à cause du grand nombre des personnes atteintes par l'épidémie, et par suite à cause du retard des secours de l'art, que les médecins, dis-je, arrivent trop souvent au dernier période du mal, lorsque les patients sont saisis par un froid intense ou que leur visage prend une teinte bleue, c'est-à-dire au moment que le choléra est devenu presque incurable, ou même quand le malade a succombé.

Voici à ce sujet les avis que le savant docteur Ayre, de Hull, donne aux médecins de Hambourg, à propos des malades qui meurent avant l'arrivée du médecin : « *Ce qui a contribué*, dit-il, *à grossir le nombre des décès parmi les* 219 *malades que j'ai traités, c'est que j'ai dû noter, d'après les ordres de l'autorité, les décès des personnes auprès desquelles je fus appelé et que j'ai trouvées mortes lors de ma visite.* » (Voir le *Journal de Médecine et de Chirurgie*, publié par la Société des Sciences médicales et naturelles de Bruxelles, 7e année, 8e vol., cahier de février 1849, page 157.)

C'est donc rendre un véritable service à ses semblables que de leur indiquer d'avance, sans détour et avec lucidité, le traitement homœopathique mutuel du vrai choléra-morbus ; ils peuvent désormais arrêter le mal à son début, en recourant aux remèdes que nous allons indiquer, ceux que l'expérience garantit et recommande expressément ; puis, en cas de besoin, ils seront en mesure d'attendre, sans crainte ni danger, les secours du médecin, si toutefois, cependant, sa présence fut essentiellement nécessaire. Cet expédient, non moins important que rationnel, de se munir des remèdes indispensables pour combattre le choléra à l'instant même de son invasion, est recommandé même par les médecins de l'ancienne école, entre autres par l'habile docteur Krueger-Hansen, membre du Cercle des médecins et chirurgiens de Berlin, quand, en parlant du choléra épidémique, il dit : « Comme l'invasion du choléra peut être tellement prompte qu'un habitant de la campagne, un voyageur, une personne peu fortunée ou tout autre individu d'un village voisin d'une ville envahie par le choléra, peut succomber à sa rapidité, je conseille de se munir à l'avance des remèdes nécessaires. »

Ce qui est certain, c'est que la rédaction de notre présent mémoire nous a été inspirée par l'observation pratique, véritable flambeau de la médecine rationnelle, et par l'expérience acquise au lit des malades, qui ne trompe jamais. Puissent au moins les sentiments qui nous guident, en en publiant le résultat, nous mériter l'estime et l'approbation pleine et entière des hommes distingués de toutes les écoles! D'ailleurs, notre but est d'accomplir une œuvre philanthropique et de répondre aux besoins de la famille humaine, selon les vœux de notre ardent désir.

QUATRIÈME ARTICLE.

Traitement homœopathique du vrai choléra-morbus.

Quant au traitement du vrai choléra-morbus asiatique, il faut examiner de près et suivre attentivement la marche de ses formes variées, quoiqu'elles proviennent du même principe morbifique, du même miasme ou du même désordre dynamique plus ou moins avancé dans son cours, désordre qui réside dans la vitalité de tout le système humain, ou bien encore dans sa force soutenue par la matière où se manifestent les visibles effets, aussi bien du choléra que des autres maladies ou affections de l'homme, et non pas, comme l'avance Rademacher, membre du Cercle des médecins et chirurgiens de Berlin, qui limite presque tout le siége du choléra dans l'organe cérébral. (Voir le journal ci-dessus cité, page 48.)

En suivant, ainsi que nous venons de le prescrire, la marche des formes variées qu'affecte le choléra, l'on est certain de diriger les remèdes d'après les principes de la nouvelle science médicale, laquelle, nous aimons à le répéter, est celle de la nature, qui doit être toujours notre guide et notre appui.

Si, au moment de l'invasion du choléra-morbus, il ne se manifeste ni vomissement, ni diarrhée, il convient de prendre ou d'administrer deux et même trois globules homœopathiques de camphre à cinq ou six minutes de distance, et en suspendre l'emploi dès que le patient entre en sueur. Durant cette manifestation, le camphre, aussi bien que tout autre remède, devient inutile et même nuisible. Les symptômes qui préludent au choléra sont le vertige, la lassitude, une déglutition plus ou moins difficile, la célérité du pouls, etc. C'est à la présence de ces symptômes, ou d'autres semblables, qu'il faut administrer les globules de camphre (1).

Toutes les fois que l'existence du choléra épidémique se dénoncera par des vomissements et la

---

(1) Pour se procurer les globules homœopathiques nécessaires en pareille circonstance, il faut s'adresser aux pharmaciens homœopathes, qui, par leur zèle et leur concours au bien de la nouvelle science médicale et de l'humanité, méritent bien l'estime de leur patrie.

diarrhée, faites usage du *veratrum album*, que vous administrerez à la dose de deux ou trois globules, aux cholériques d'une forte constitution, chaque demi-heure ou toutes les heures, dans les cas moins urgents. On peut recourir à cette médication deux fois et jusqu'à quatre fois, si le cas individuel l'exigeait, ou s'il y avait besoin positif.

D'un autre côté, si le choléra épidémique se déclare par les vomissements, la diarrhée, les crampes, le hoquet ou la douleur de l'estomac, administrez d'abord deux ou trois globules homœopathiques de *veratrum album*, chaque demi-heure et pour deux ou trois fois seulement ; dans le cas de résistance opiniâtre du mal, recourez à l'usage du *cuprum metallicum*, à raison de deux ou trois globules homœopathiques, également chaque demiheure et pour deux ou trois fois seulement.

Si le choléra se présente par les crampes, le hoquet, les convulsions, les contractions, le tétanos, suivis de selles sanguinolentes, il faut prendre ou administrer le *cuprum metallicum*, à la dose de deux ou trois globules toutes les demi-heures, et pour deux ou trois fois ; mais si les symptômes ci-dessus indiqués étaient accompagnés ou suivis de *trismus* ou serrement de dents, alors il est urgent de dissoudre deux ou trois globules de *cuprum metallicum* dans deux cuillerées à soupe d'eau filtrée, et faire pénétrer cette potion entre les lèvres du patient et la répéter tous les quarts-d'heure. Au fur et à mesure que l'état du malade s'améliore, il convient de lui administrer le même remède à des intervalles moins rapprochés, ayant toujours égard à la position actuelle du patient, et au degré du besoin.

La camomille réussit d'ordinaire dans le traitement du choléra épidémique, toutes les fois qu'il y a déjections bilieuses. Il faut alors prendre ou administrer deux ou trois globules de ce remède par quart-d'heure, et en suspendre l'usage à la quatrième dose, laquelle remplit le but désiré.

L'ipecacuanha est préférable aux moyens indiqués ci-dessus, quand le choléra se montre par des vomissements opiniâtres, par des selles aqueuses, suivis d'une soif ardente. La dose convenable de l'ipecacuanha est de deux ou trois globules homœopathiques à prendre de dix en dix minutes, et on en suspend l'emploi du moment que les susdits symptômes disparaissent.

Les médecins homœopathes, aussi habiles que fort distingués, recommandent aussi, pour le traitement du choléra-morbus, l'usage de globules homœopathiques de seigle ergoté, d'acide phosphorique, d'arsenic, de mercure suble, d'*amica montana*, etc. Nous ne les avons pas personnellement employés, persuadé, comme nous sommes, que le camphre, l'ellébore blanc, le *cuprum metallicum*, la camomille et l'ipecacuanha, ayant toujours et fort régulièrement répondu à notre attente, il était inutile de recourir à d'autres substances ; nous avons, d'ailleurs, été scrupuleux observateur de la règle latine : *Non multiplicantur entia sine necessitate*. En médecine, il est prudent de ne rien administrer sans une rigoureuse nécessité.

N. B. Dans peu de temps, nous publierons nos observations sur les moyens enseignés ou prescrits dans le traitement du choléra-morbus épidémique par les médecins allopathes, disciples de la médecine pratique ordinaire. Ce travail intéressera, aussi bien que le présent, les médecins et les gens du monde, désireux d'apprendre les bienfaits de la science médicale de la nature, qui est intéressée à conserver son ouvrage, je veux dire notre espèce ou la famille humaine.

NOTE DES OUVRAGES

PUBLIÉS PAR LE DOCTEUR J. RUCCO.

I. — Nuovi Elementi di materia medica, etc. Deux volumes in-octavo. Napoli, 1805 et 1806.

II. — Spirito della sfigmica, o conoscenza del polso, applicata alla pratica medicina. Un volume in-octavo. Napoli, 1810.

III. — Recherches sur la prolongation de la vie humaine, etc. Un volume in-octavo. Paris, 1812 et 1813.

IV. — Rapporti al ministro dell' interno di Napoli sull' amministrazione economico-medica degli ospedali, degli ospizii civili, e delle case di detenzione e correzione di Parigi. Un volume in folio. Napoli, 1814.

V. — A Dissertation on the general principles of anatomy and comparative physiology. Un volume in-octavo. Philadelphie, 1818.

VI. — Introduction to the Science of the Pulse, etc., applied to the practice of medecine. Deux volumes in-octavo. Londres, 1827 et 1828. Chez J.-B. Baillière, libraire, rue de l'École de Médecine, 17.

VII. — Esprit de la médecine ancienne et nouvelle comparées. Un volume in-octavo. Paris, 1846. Chez J. B. Baillière, rue de l'École de Médecine, 17.

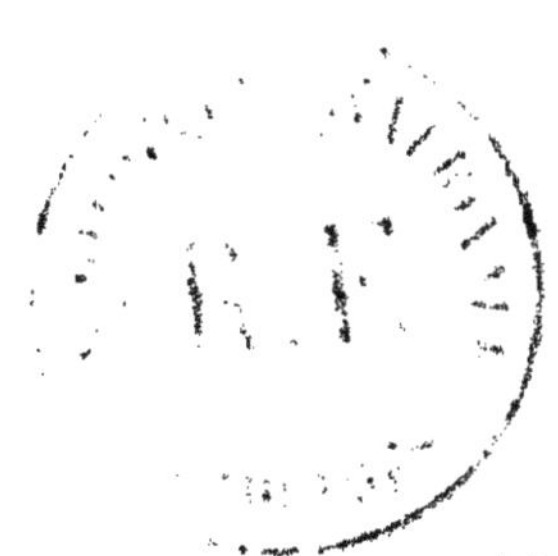

Imprimerie de Mme de Lacombe, rue d'Enghien 14

PRIX : 50 CENTIMES.

Le présent Mémoire intéresse aussi bien l'attention des gens de notre époque, que celle des peuples des générations futures; car le *choléra asiatique*, qui provient d'un miasme invariable, est et sera, dans tous les temps, semblable à lui-même, et par conséquent toujours plus ou moins docile à l'action des mêmes remèdes spécifiques qu'on trouve indiqués dans ce Mémoire.

Imp. de Mme de Lacombe, rue d'Enghien, 12.

www.ingramcontent.com/pod-product-compliance
Ingram Content Group UK Ltd.
Pitfield, Milton Keynes, MK11 3LW, UK
UKHW020537230726
13925UKWH00005B/2330